Klostermeier

Homöopathische Notfallapotheke
für Hundehalter

Homöopathische Notfallapotheke für Hundehalter

von

Britta Klostermeier

1. Auflage

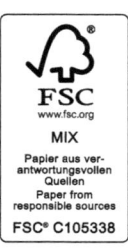

Bibliografische Information der Deutschen Nationalbibliothek:
Die Deutsche Nationalbibliothek verzeichnet diese Publikation
in der Deutschen Nationalbibliografie;
detaillierte bibliografische Daten sind im Internet über
http://dnb.dnb.de abrufbar.

Die Rechte am Text und an den Fotos liegen bei der Autorin oder sind im Text entsprechend gekennzeichnet.

© 2016 Britta Klostermeier
Herstellung und Verlag:
BoD – Books on Demand, Norderstedt

ISBN: 9783743117495

Vorwort
Im täglichen Leben mit unseren Hunden können ständig Situationen entstehen, in denen sich ein Hund verletzt, einen Hitzschlag erleidet, einen Giftköder frisst oder eine akute heftige Erkrankung entwickelt. In diesen Situationen steht der Hundehalter oft alleine mit seinem Tier und fühlt sich meist sehr hilflos. Der Anruf beim Tierarzt ist natürlich die erste Maßnahme und meist muss das Tier auch so schnell wie möglich zu einem Tierarzt oder sogar in eine Tierklink gebracht werden. Erste-Hilfe-Maßnahmen sind aber in der Regel vom Tierhalter selbst vorzunehmen. Die Homöopathie kann hier helfen, das Tier zu stabilisieren, Schmerzen zu lindern und die Erste-Hilfe-Maßnahmen zu unterstützen.

Nachdem im Juli 2016 mein erstes Buch „Homöopathische Notfallapotheke für Pferdehalter" erschienen ist, war klar, dass ich dies auch mit einem entsprechenden Buch für Hunde fortsetzen werde. Ich beschreibe die wichtigsten / häufigsten Notfälle und nenne kurz die allgemeinen Maßnahmen. Im Anschluss führe ich die homöopathischen Mittel auf, die verwendet werden können.

Ich hoffe, mit diesem Buch eine kleine Hilfestellung geben zu können, damit Sie Ihrem Tier schnell helfen können.

Das Buch ersetzt jedoch in keinem Fall den Besuch beim Tierarzt!

Visbek, im November 2016 Britta Klostermeier

Inhaltsverzeichnis

	Seite
Vorwort	5
I. Was ist Homöopathie?	9
II. Was ist ein Notfall?	21
III. Normwerte des Hundes	24
IV. Lebens- / Todeszeichen des Hundes - Reanimation	26
V. Die allgemeine Erste-Hilfe-Apotheke für Hunde	31
VI. Anwendung von Homöopathika in Notfällen	35
VII. Notfälle durch Unfälle bzw. äußere Einwirkungen	36
1. Erfrierung / Unterkühlung	36
2. Ersticken	38
3. Ertrinken	40
4. Hitzschlag bzw. Sonnenstich und Sonnenbrand	42
5. Insektenstich außer Biene	46
6. Insektenstich – Bienenstich	48
7. Insektenstich – anaphylaktischer Schock	49

	Seite
8. Kreislaufversagen	50
9. Schock	51
10. Verbrennungen und Stromschlag	54
11. Vergiftungen	56
12. Verletzungen	59
13. Verletzungen der Augen	65
14. Verletzungen der Ohren	67
VIII. Notfälle durch Erkrankungen	70
1. Magendrehung	70
2. Fieber	72
IX. Weitere nützliche Mittel bei kleineren Erkrankungen	74
1. Heimweh	74
2. Abszesse	74
3. Bindehautentzündung	75
X. Kurzbeschreibung der einzelnen homöopathischen Notfallmittel – die homöopathische Notfalltaschenapotheke	76
XI. Bezugsadressen von homöopathischen Notfallapotheken, homöopathischen Mitteln in 1,5 g Globuli Röhrchen und Etuis zur Aufbewahrung	81
XII. Literaturverzeichnis	85

	Seite
Danksagung und Haftungsausschluss	88
Normwerte des eigenen Tieres / wichtige Telefonnummern	88

I   Was ist Homöopathie?

Homöopathie kommt aus dem griechischen und setzt sich aus den beiden Worten homoion = ähnlich und Pathos = Krankheit zusammen. Es ist eine von Samuel Hahnemann 1790 entdeckte Therapieform.

Der deutsche Arzt Samuel Hahnemann wurde am 10.04.1755 in Meißen geboren und ist der Begründer der Homöopathie. 1790 führte er erste Selbstversuche mit Chinarinde durch. Chinarinde wurde traditionell zur Malariabehandlung verwendet. Er nahm als gesunder Mensch – also nicht an Malaria erkrankt – über einen gewissen Zeitraum Chinarinde ein und stellte fest, dass dies bei ihm malariaähnliche Symptome hervorrief. Das Jahr 1790 gilt seither als Geburtsstunde der Homöopathie. Hahnemann entwickelte dann in weiteren Studien und Versuchen das „similia similibus curentur" Prinzip = „Ähnliches werde durch Ähnliches geheilt" – das Grundprinzip der Homöopathie. Hahnemann starb am 02.07.1843 in Paris.

Ähnlichkeitsprinzip, Mitteltestung und Arzneimittelbild
Das Grundprinzip der Homöopathie besagt, dass ein Stoff (eine Arznei) in der Lage ist, genau diejenige Erkrankung zu heilen, deren Symptome sie bei einem gesunden Menschen hervorruft. Somit werden alle homöopathischen

Arzneien am gesunden Menschen „getestet" (Mitteltestung), um deren Bild, das so genannte Arzneimittelbild, herauszufinden.

Die Arzneimittelbilder werden heute noch wie bei Hahnemanns erstem Selbstversuch herausgefunden. Ein gesunder Organismus nimmt über einen längeren Zeitraum eine Substanz ein und die daraufhin entstehenden Symptome werden notiert und fügen sich zum Arzneimittelbild zusammen.

Das Ähnlichkeitsprinzip besagt, dass eine Arznei umso besser heilt, desto ähnlicher ihr Arzneimittelbild den Krankheitssymptomen ist. Es darf aber Gleiches nicht mit Gleichem behandelt werden.

Beispiel:
Wenn wir im Winter unsere eiskalten, fast erfrorenen Hände kurieren möchten, so werden wir sie mit kaltem Wasser spülen oder mit Schnee einreiben. Wir würden sie nie in heißem Wasser baden, aber auch nicht wieder in eiskaltem Wasser.

Homöopathisches Beispiel:
Der Stich einer Biene darf nicht mit dem homöopathischen Präparat Apis mellifica (nämlich dem Gift der Honigbiene) behandelt werden, da sich ansonsten die Symptome verdoppeln würden.

Der Schlüssel zur Homöopathie liegt darin, dass nicht zwei Lebewesen absolut identisch auf eine Krankheit reagieren.

Deshalb ist die Homöopathie auch keine „man nehme" – Therapie. Es gibt in der Homöopathie im Grunde kein Mittel gegen beispielsweise Kopfschmerzen. In der Allgemeinmedizin ist dies anders. Hier gibt es ein bzw. mehrere Mittel gegen Kopfschmerzen. Die Homöopathie ist nur individuell anwendbar. Es gibt aber in bestimmten Situationen – z.B. bei Notfällen – Mittel, die nach der „man nehme" – Therapie auch durch einen ansonsten homöopathischen Laien einsetzbar sind. Diese Mittel werden im Folgenden zum jeweiligen Notfall aufgeführt und in ihrer grundsätzlichen Einzelwirkung kurz erläutert.

<u>Anerkannte Therapieform?</u>
Die Homöopathie ist in Deutschland eine anerkannte sogenannte „Besondere Therapieform" im Sinne des Sozialgesetzbuches(!). Seit 1978 bekennt sich der deutsche Gesetzgeber im Arzneimittelgesetz zum „Wissenschaftspluralismus der Medizin". Darunter werden derzeit die Medizin einerseits und andererseits drei „Besondere Therapierichtungen" verstanden:

1. Anthroposophisch erweiterte Medizin
2. Homöopathie
3. Phytotherapie

Im Grunde ist die Homöopathie in Deutschland aber immer noch nicht anerkannt. Im Gegenteil: sie wird von vielen Medizinern nur als Placebo-Effekt-Methode belächelt. Die Ursache liegt vermutlich darin, dass es nicht möglich ist, die Wirkung eines homöopathischen Präparates in einer Versuchsreihe zu beweisen. Ursache dafür ist natürlich, dass ein und dasselbe homöopathische Mittel nun mal eben nicht bei Person A die gleiche Wirkung hat, wie bei Person B. Ein weiterer Faktor dürfte natürlich sein, dass bei einem homöopathischen Präparat ab einer Potenz von D 12 chemisch der Ursprungsstoff nicht mehr nachweisbar ist. Wissenschaftlich ist die Wirkung der Homöopathie also derzeit nicht nachweisbar. Somit bleibt die Homöopathie eine Erfahrungsheilkunde. Aber: bis vor einigen Jahren galt das Atom auch noch als das kleinste Teilchen. Erst als es technisch möglich war, wurde festgestellt, dass dies gar nicht stimmt, sondern dass das Atom selber aus noch kleineren Teilchen, den Protonen, Neutronen und Elektronen besteht. Somit besteht die Hoffnung, dass es irgendwann gelingt, die Wirkungsweise der Homöopathie auch wissenschaftlich zu belegen und damit auch diese Therapieform offiziell anzuerkennen.

In Österreich ist die Homöopathie seit dem Arzneimittelgesetz von 1983 ein anerkannter Teil der Medizin.

Ein großes Zentrum der Homöopathie finden wir heute in den Vereinigten Staaten von Amerika.

Ein zweites international bekanntes Zentrum der Homöopathie wurde Indien. Seit 1973 ist die Homöopathie dort staatlich anerkannt.

In Frankreich werden homöopathische Mittel von ungefähr einem Drittel der Hausärzte angewandt. Da das staatliche Gesundheitssystem in Frankreich die Homöopathie 1965 anerkannt hat, werden die Kosten der Medikamente und der Behandlung erstattet.

In England werden seit 1950 die Kosten einer homöopathischen Behandlung vom staatlichen Gesundheitswesen getragen. Das relativ hohe gesellschaftliche Prestige der Homöopathie wird dadurch unterstützt, dass die englische Königsfamilie öffentlich für diese Therapieform eintritt.

In Brasilien hat die Homöopathie eine lange Tradition. In Rio de Janeiro wurde bereits 1843 ein homöopathisches Ausbildungsinstitut gegründet. Seit 1980 ist die Homöopathie staatlich anerkannt und an den Universitäten vertreten.

Diese Liste könnte mit Ländern wie Griechenland, Russland und weiteren fortgesetzt werden.

Nur in ihrem Ursprungsland Deutschland ist die Homöopathie bis heute nicht wirklich staatlich anerkannt. Sie wird immer noch von den meisten Ärzten als Placebo – Effekt abgetan.

Dies gilt sowohl für den Human- wie für den Veterinärbereich.

Herstellung und Potenzierung:
Die homöopathischen Mittel entstammen dem Reich der Mineralien, dem Tier- und Pflanzenreich und werden durch ein spezielles Verfahren zu ihrer Wirksamkeit gebracht. Dieses Verfahren wird Potenzierung genannt. Potenzierung beinhaltet eine Verdünnung und eine Verschüttelung der Ursubstanz.
Um zum Beispiel zu dem homöopathischen Mittel Belladonna D 12 zu gelangen, werden folgende Herstellungsschritte unternommen:
1 Tropfen der Ursubstanz Tollkirsche (Belladonna) wird mit 9 Tropfen Alkohol gemischt. Diese Mischung erhält 10 Schüttelschläge. Daraus entsteht Belladonna in der Potenz D 1.
Dieser Mischung wird 1 Tropfen entnommen, der wieder mit 9 Tropfen Alkohol gemischt und mit 10 Schüttelschlägen versehen wird. Daraus entsteht Belladonna in der Potenz D 2. Das gleiche Verfahren gilt auch für alle höheren Potenzen.

Auf Grund der Potenzierung überträgt sich etwas vom „Wesen" der Ursubstanz auf den Verdünnungsstoff. Potenzierung bedeutet also: Stoffliches wird Schritt für Schritt in etwas Unstoffliches verwandelt.

Chemisch ist schon ab einer Potenz von D 12 die Ursubstanz nicht mehr nachweisbar.

Neben der bekanntesten D-Potenzierungsreihe (1:10), gibt es noch die C-Reihe (1:100), die M-Reihe (1:1.000), die XM-Reihe (1:10.000) und die LM- oder Q-Reihe (1:50.000). Für den Laien wird die Anwendung im Bereich der D-Reihe bzw. maximal bis zur Potenz C 30 empfohlen. Die höheren Potenzen sollten dem homöopathisch ausgebildeten Therapeuten überlassen werden.

Potenz	Verdünnung	Das entspricht durchschnittlich:	
		einem Tropfen auf:	einem Wassermolekül in:
D1	1:10	das Volumen einer Erbse	
D2	1:100	einem halben Esslöffel	
D3	1:1.000	zweieinhalb Schnapsgläser	

Potenz	Verdünnung	Das entspricht durchschnittlich: einem Tropfen auf:	einem Wassermolekül in:
D6	1:1 Million	den Inhalt einer kleinen Mülltonne	
D9	1:1 Milliarde	einen Öltanklaster samt Anhänger	
D12	1:1 Billion	25 olympische Schwimmbecken	ab hier kein chemischer Nachweis der Ursubstanz mehr möglich
D20	1:100 Trillionen	den Michigansee in den USA	
D23	1:100 Trilliarden	das Mittelmeer	3g Wasser (Fingerhut)
D30	1:1 Quintillion	50-mal das Volumen der Erde	30t Wasser (Tanklastzug)

Potenz	Verdünnung	Das entspricht durchschnittlich:	
		einem Tropfen auf:	einem Wassermolekül in:
D78	1:1 Tredezillion		dem gesamten Universum (Das Universum wird auf etwa 10^{78} Teilchen geschätzt)

Homöopathische Mittel gibt es heute in verschiedenen Darreichungsformen: als Tabletten, Globuli, Tropfen und Injektionen. Für den Einsatz bei Hunden haben sich vor allem Globuli bewährt. Diese werden einfach zwischen die Lefzen ins Maul geschoben und lösen sich hier ganz langsam auf (Dies ist auch möglich, selbst wenn der Hund einen Notmaulkorb trägt.). Therapeuten setzen häufig auch Injektionslösungen ein, die unter die Haut gespritzt werden. Auch für Notfälle haben sich Globuli am besten bewährt. Es reicht vollkommen, wenn die Globuli mit der Maulschleimhaut in Kontakt kommen.

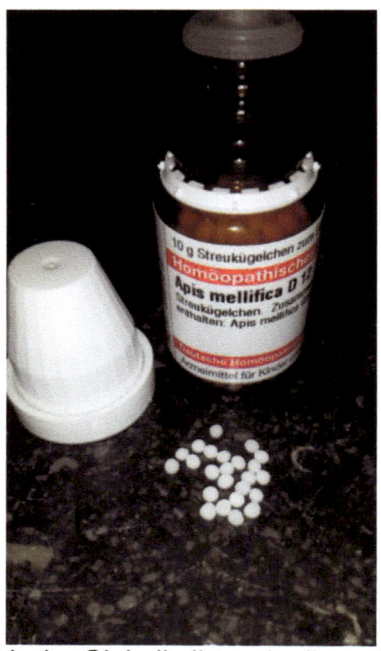
Homöopathische Globuli gibt es in dieser Variante in jeder Apotheke zu kaufen

Erstverschlimmerung
Im Zusammenhang mit dem Einsatz von homöopathischen Mitteln wird immer wieder von der so genannten „Erstverschlimmerung" gesprochen. Damit ist eine zunächst einsetzende Verschlimmerung der Beschwerden eines Patienten kurz nach der Gabe eines homöopathischen Mittels gemeint. Für einen homöopathischen Therapeuten ist diese Erstverschlimmerung ein gutes Zeichen, das ihm zum einen zeigt, dass er

das richtige Mittel gewählt hat, das ihm zum anderen auch zeigt, dass der zu behandelnde Organismus auf die gewählte Therapie reagiert. Bei einem Notfall ist eine Erstverschlimmerung natürlich absolut unerwünscht. Aber keine Angst, auch wenn exakt das passende Mittel gewählt wurde, so wird es in einem Notfall nicht zu einer Erstverschlimmerung kommen. Je akuter eine Erkrankung ist, desto schneller tritt die heilende Wirkung der homöopathischen Mittel ein. Ein Notfall ist wohl die akuteste Form einer Erkrankung. Aus diesem Grund werden beim Einsatz von homöopathischen Mitteln in einem Notfall auch keine Erstverschlimmerungen beobachtet.

Leitsymptome:
Als Leitsymptome werden in der Homöopathie die prägnantesten Symptome eines Mittels bezeichnet. Die Symptome, die einen – zumindest in einem Notfall – sicher zum richtigen Mittel führen.

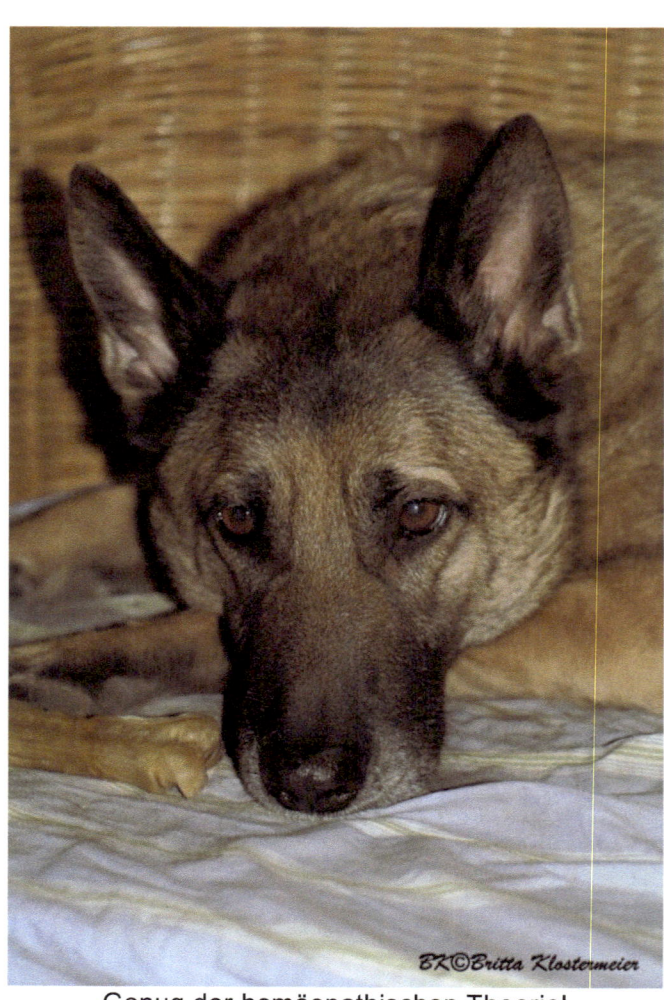

Genug der homöopathischen Theorie!
Malli - Belgischer Schäferhund - Mix

II Was ist ein Notfall?

Notfälle sind alle Situationen, in denen Gefahr für Leib und Leben des Lebewesens besteht. Ein Notfall kann dabei eine schwere Verletzung in Folge eines Unfalls, eine Vergiftung oder eine lebensbedrohliche Erkrankung sein. Bei einem Notfall treten oft zusätzlich Störungen des Bewusstseins, der Atmung und vor allem des Kreislaufs auf.

In Notfällen ist immer schnelle Hilfe erforderlich. **Es sollte immer so schnell wie möglich ein Tierarzt hinzugezogen werden! Die Tierärzte haben auch nach Feierabend und an Wochenenden einen Notdienst eingerichtet. Tierkliniken sind 24 Stunden erreichbar.**

Auch ist es wichtig, dass bis das Tier zu einem Tierarzt oder in eine Tierklinik gebracht werden kann, die richtigen Maßnahmen getroffen werden, um vor allem den Kreislauf des Tieres zu stabilisieren und eine gute und erfolgreiche Weiterbehandlung zu ermöglichen.

Die Homöopathie bietet die Möglichkeit, die akuten Symptome zu lindern und ebnet den Weg für eine weitere Behandlung und Ausheilung.

Im Folgenden werde ich zwischen zwei grundsätzlichen Notfallarten unterscheiden.

Zum einen den Notfällen, die direkt aus Unfällen oder durch äußere Einwirkungen heraus resultieren und zum anderen den Notfällen, die aus einer Erkrankung heraus entstehen.

Ein grundsätzlich gutes Mittel, welches bei allen Notfällen zum Einsatz kommen kann und sollte sind die „**Bach**[1] **– Notfalltropfen** (Rescue Remedy®)", die es mittlerweile auch als Globuli oder Tabletten in den Apotheken zu kaufen gibt. Die Wirkungsweise der Bach – Blüten liegt vor allem im psychischen Bereich. Die Verabreichung der Notfalltropfen hilft dem Organismus, mit den bei einem Notfall immer eintretenden psychischen Belastungen klar zu kommen und kann das Einsetzen von Schocksymptomen verhindern.

Im Notfall gelten immer einige allgemeine Grundsätze:

1. **Ruhe bewahren!**
2. **die eigene Sicherheit geht immer vor!**
3. ***selber Bach - Notfalltropfen nehmen, zur eigenen Beruhigung***
4. **die Fluchtmöglichkeit des Hundes unterbinden, z.B. Leine anlegen**
5. **das Tier aus der Gefahrenzone bringen**

---

[1] Bach-Blütentherapie ist ein eingetragenes Warenzeichen und gesetzlich geschützt.

6. **Maulschlinge oder Maulkorb als Beißschutz anlegen**
7. **Erste Hilfe durchführen**

Ein paar Worte zum Thema „**eigene Sicherheit**". Wenn ein Hund starke Schmerzen hat oder unter Schock steht, dann kann auch der vertraute treue Gefährte beißen und zwar auch seine geliebten Besitzer. Deshalb ist entsprechende Vorsicht bei der Annäherung und Untersuchung des verletzten Tieres geboten. Der Hund sollte wenn möglich angeleint und zum Schutz mit einer Maulschlinge oder einem Maulkorb gesichert werden.

III Normwerte des Hundes

Um erkennen zu können, ob ein Hund krank ist, ist es auch wichtig, die normalen Werte eines Hundes zu kennen, also die Normwerte wie Körpertemperatur, Ruhepuls und Atmung. Diese Werte werden auch als PAT bezeichnet

Puls:
70 – 100 Schläge pro Minute bei großen Hunden.
90 – 120 Schläge pro Minute bei kleinen Hunden.
Der Pulsschlag kann am besten am Innenschenkel des Hundes an der Beinschlagader gefühlt werden.

Atemfrequenz:
20 – 30 Atemzüge pro Minute bei großen Hunden.
30 – 50 Atemzüge pro Minute bei kleinen Hunden.
Die Atmung kann am Brustkorb mit den Fingerspitzen erfühlt werden. Dabei sollte auch auf die Bewegung des Brustkorbes geachtet werden.

Temperatur:
38 – 39 °C
Die Messung erfolgt im After mit einem Fieberthermometer.

Diese Werte können noch um zwei „Normwerte" ergänzt werden.

Schleimhaut: rosa, feucht und glänzend

Nase: kühl und feucht

Es ist wichtig, die Werte des eigenen Hundes im gesunden Zustand zu kennen. Deshalb sollte jeder Hundehalter sich ruhig einmal die Mühe machen und diese Werte beim eigenen Tier ermitteln und festhalten. Die Normwerte des eigenen Hundes können am Ende dieses Buches festgehalten werden und gehören in die Notfallausrüstung für den Hund.

IV Lebens- / Todeszeichen des Hundes / Reanimation

Die Lebenszeichen jedes Wirbeltieres sind **Herzschlag, Atmung und Reflexe**.

Zur Kontrolle des Herzschlages kann der Puls gefühlt oder das Ohr auf den Brustkorb gelegt werden, um den Herzschlag zu hören.

Die Atmung kann auch an der Nase kontrolliert werden. Dazu die Wange oder das Ohr direkt vor die Nase des Hundes halten.

Es gibt vier Reflexe, die kontrolliert werden können. Es reicht aus, wenn ein Reflex sicher vorhanden ist.

Ohrreflex: Pusten Sie einfach in ein Ohr des Hundes. Der Reflex äußert sich durch Zucken einer oder mehrerer Pfoten und / oder des Ohres.

Zwischenzehenreflex: Kneifen Sie zwischen den Zehen des Hundes in die Haut. Der Reflex äußert sich durch Anziehen oder Zucken des Beines oder der Pfote.

Lidreflex: Berühren Sie das Augenlid mit einem Finger. Das Lid zuckt oder das Auge wird geschlossen.

Hornhautreflex: Drücken Sie ganz leicht mit einem Finger auf das geöffnete Auge – also auf die Hornhaut des Auges. Reflex: Das Lid zuckt oder das Auge wird geschlossen.

Todeszeichen:
Es gibt drei Todeszeichen.

Totenblässe: Das Tier hat weiße Schleimhäute. Achtung: dies kann auch bei Schock auftreten!

Totenkälte: Die Totenkälte geht von den Körperenden aus (Pfoten, Beine, Rute, Ohren) und ist deutlich fühlbar. Achtung: dies kann auch bei Schock auftreten!

Totenauge: Das Auge trocknet aus, sinkt in die Augenhöhle ein und wird faltig an der Oberfläche.

Klinischer Tod:
Ein Lebewesen gilt als klinisch tot, wenn es
- keinen Herzschlag,
- keine Atmung und
- keine Reflexe

mehr hat.

Eine Reanimation ist trotzdem ggf. noch möglich und sollte zumindest versucht werden!

Kann das Tier nicht reanimiert werden oder wird es zu spät gefunden, so tritt im Anschluss die Totenstarre ein. Dies geschieht ca. 2 bis 12 Stunden nach dem Tod. Nach einiger Zeit löst sich die Totenstarre dann jedoch wieder.

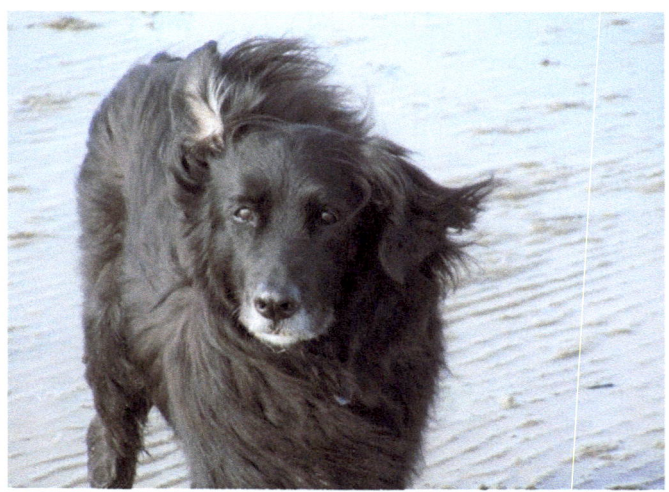

Kira – Flat Coated Retriever – Mix - In Memory - gestorben 2011 im Alter von 16,5 Jahren

Reanimation
Bei der Reanimation hat das Herz Vorrang.
I. Vorbereitung (Besonderheiten ggf. bei Ertrinken und Fremdkörpern in den Atemwegen beachten).
   a. Stabile Seitenlage:
      den Hund in stabiler Seitenlage zurecht legen. Der Körper sollte langgestreckt auf der rechten Seite liegen. Das Maul sollte der tiefste Punkt und weit geöffnet sein.
   b. PAT und Reflexe kontrollieren (s. S. 24 und 26)
II. Wiederbelebung
   a. Herzdruckmassage:
      die Herzdruckmassage erfolgt mit 10 bis 15 Druckstößen. Der Druck wird auf dem Brustkorb in Höhe des Herzens ausgeübt. Bei Welpen führt man die Druckmassage ganz vorsichtig mit zwei Fingern aus, bei kleineren Hunden mit dem Handballen einer Hand, bei großen Hunden kann die Druckmassage analog zu der beim Menschen durchgeführt werden.
   b. Mund zu Nase Beatmung:
      auf die Herzdruckmassage folgen 2 Beatmungen. Die Hundezunge ist zwischen die Schneidezähne zu legen und die Lefzen sind gut

zuzudrücken und geschlossen zu halten. Bilden Sie mit Ihrem Daumen und Zeigefinger einen Ring um die Nase des Hundes. Legen Sie Ihren Mund auf diesen Ring und pusten Sie mit Gefühl Luft in die Nasenlöcher des Hundes. Beachten Sie das Heben und Senken des Brustkorbes. Es kann aus hygienischen Gründen ein Taschentuch auf die Nase des Hundes gelegt werden.

III. Nachsorge
   a. es bleibt ein Notfall, der schnellstmöglich zu einem Tierarzt muss
   b. warm halten
   c. es droht Schock (s. Kapitel VII.9)

V Die allgemeine Erste-Hilfe-Apotheke für Hunde

Um in einem Notfall auch wirklich richtig handeln zu können, sollten einige allgemeine Mittel in einer Erste-Hilfe-Apotheke für den Hund immer zur Verfügung stehen.

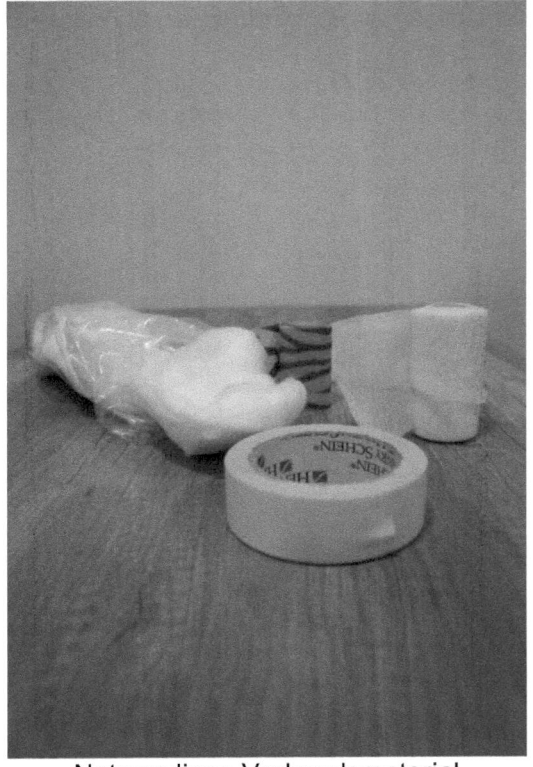

Notwendiges Verbandsmaterial

Es gibt im Zoohandel oder im Internet mittlerweile diverse fertige Notfall- bzw. Erste-Hilfe-Sets zu kaufen. Diese sind sogar für verschiedene Begebenheiten ausgelegt. So gibt es hier das Erste-Hilfe-Set für Reise und Urlaub, für den normalen Spaziergang oder die Wanderung mit dem Hund. Es gibt hier aber auch größere Sets für zuhause. Für die Haus-Notfall-Apotheke eignet sich besonders gut ein ausrangierter Erste-Hilfe-Kasten aus dem Auto. Im Auto müssen diese Kästen in regelmäßigen Zeitabständen ausgewechselt werden (s. Haltbarkeitsdatum auf dem Kasten). Der Inhalt ist aber immer noch vollkommen ausreichend, um zum Beispiel die Grundlage für einen Erste–Hilfe–Kasten im Haus für unseren Hund zu bilden.

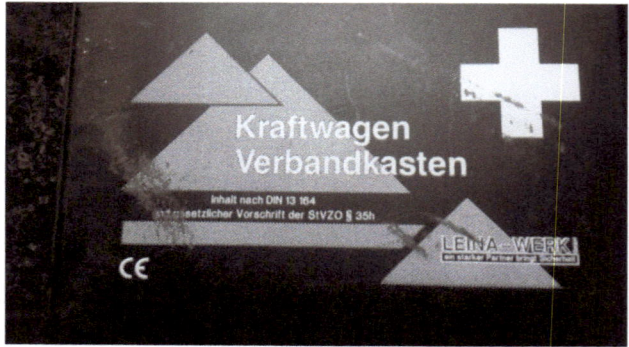

Alter KFZ Verbandskasten als Haus-Notfall-Apotheke

In eine Notfallapotheke für Hunde gehören auf jeden Fall folgende Dinge:

- Antiseptischer Puder
- Dreieckstuch
- Einmalhandschuhe
- elastische Bandagen
- Ersatzleine
- Fieberthermometer
- Klebe– / Pflasterrolle
- Kohletabletten
- Kühl- und Wärmepackung
- Maulkorb bzw. Maulschlaufe
- Pinzette
- Rettungsdecke
- Schere mit abgerundeten Spitzen
- (selbstklebende) Verbandsrollen
- Sicherheitsnadeln
- Sterile Gazetupfer
- Taschenlampe
- Traumeel® als Salbe und als Tabletten
- Watte
- wichtige Telefonnummern (Tierarzt, Tierklinik, ggf. eigene Rufnummer)
- Wunddesinfektionsmittel
- Wundauflage
- Zink-Lebertran-Salbe

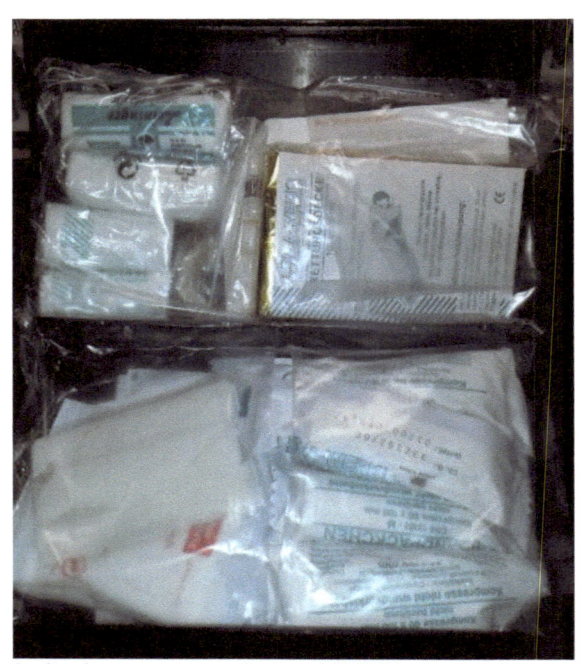
Inhalt eines ausrangierten KFZ-Verbandskastens

Es gibt nichts Besseres um einen Organismus warm zu halten, als die spezielle Rettungsdecke. Diese gehört auf jeden Fall in jedes Notfallset.

VI Anwendung von Homöopathika in Notfällen

Zur Anwendung, besonders in Notfällen bei Menschen und Tieren, haben sich vor allem Globuli bewährt. In einem Notfall sollten 5 Globuli alle 5 bis 10 Minuten verabreicht werden. Dies sollte so lange geschehen, bis eine deutliche Besserung eintritt oder bis ein Tierarzt oder eine Tierklinik erreicht wurde. Maximal sollte das jeweilige homöopathische Arzneimittel jedoch nur eine Stunde lang gegeben werden. Sollte bis dahin keine Besserung eingetreten sein, dann sollten Sie nach Möglichkeit bereits eine Tierarztpraxis oder Tierklinik erreicht haben.

Generell gilt, je akuter und lebensbedrohlicher ein Zustand ist, desto häufiger sollte das entsprechende Mittel gegeben werden. Bei Besserung der Beschwerden, Mittel absetzen, ggf. erneut anwenden, sollten die Beschwerden wieder auftreten.

Für die homöopathische Notfallapotheke haben sich kleine Taschenapotheken mit 1,5g Röhrchen bewährt. (Mögliche Bezugsadressen finden Sie am Ende dieses Buches).

VII Notfälle durch Unfälle bzw. äußere Einwirkungen

1. Erfrieren / Unterkühlung

Symptome
- erweiterte starre Pupillen
- Haut löst sich in Schuppen ab
- Muskelzittern und Muskelsteifheit
- Herzrasen anschließend Puls unter 70 Schlägen pro Minute und Atmung unter 10 Atemzügen pro Minute

- 1. Grad: Rötung und Schmerz
- 2. Grad: Blasen mit roter Flüssigkeit und Schmerz
- 3. Grad: abgestorbenes, weiches, poröses, taubes Gewebe[2]

Maßnahmen allgemein
- langsam aufwärmen
- in trockenen Raum / an trockenen Ort bringen und in trockene Tücher / Decken einwickeln
- **nie** in warme oder gar heiße Wanne legen!
- Ruhe gewähren
- Kalten Bohnenkaffee einflößen (2-5 ml pro 10 kg Körpergewicht)[3]
- **zum Tierarzt bringen!**

---

[2] Lausberg, Erste Hilfe für Hunde, S. 44
[3] Grundel, Notfallbuch für den Hund, S. 43

homöopathische Maßnahmen
- **Agaricus muscarius D 12:** gutes Mittel bei Erfrierungen, Frostbeulen
- **Camphora D 12:** frieren, blasse Schleimhäute, Erfrierungen, Kreislaufprobleme
- **Pulsatilla pratensis D 12:** liebesbedürftig, frieren

2. Ersticken

Symptome
- gräulich oder bläulich verfärbtes Zahnfleisch
- Husten
- nach Luft ringen
- panisches Verhalten
- Sabbern
- Winden
- Winseln
- Würgen

Symptome bei Bewusstlosigkeit:
- keine Atemgeräusche
- keine Bewegung des Brustkorbes
- keine Bewegung an Maul oder Zunge
- das Herz schlägt noch

Maßnahmen allgemein
- prüfen, ob die Atemwege frei sind
- ggf. Fremdkörper aus den Atemwegen entfernen
- **schnellstmöglich zum Tierarzt bringen!**

homöopathische Maßnahmen
- **Apis mellifica D 12:** Ersticken bzw. Atemnot auf Grund eines Wespenstiches im Bereich der Atemwege
- **Aconitum napellus C 30:** Atemnot in Folge eines Schockes oder Schreckens, Panik und große Angst
- **Carbo vegetabilis D 12:** kalte Gliedmaßen, kalter Schweiß, bläulich-weiße Schleimhaut

3. Ertrinken

<u>Symptome</u>
- bewusstloser nicht atmender Hund wurde aus dem Wasser gezogen
- Ertrinken ist eine Form des Erstickens

<u>Maßnahmen allgemein</u>
- Hund aus dem Wasser retten
- sofort das Wasser aus der Lunge herausbefördern. Dazu wird der Hund an den Hinterbeinen hochgehoben, so dass Kopf und Brustkorb nach unten hängen. Das Tier dann leicht hin- und herschwenken. Dies sollte 15 – 30 Sekunden andauern bis kein Wasser mehr aus dem Maul und der Nase läuft. Bei zu schweren Hunden und wenn keine weitere Person helfen kann, den Hund so lagern, dass der Kopf der tiefste Punkt ist. Hüfte anheben und etwas unter den Brustkorb legen. Den Brustkorb von hinten nach vorne massieren, drücken oder kneten, damit das Wasser austritt.
- Herz-Lungen-Wiederbelebung durchführen
- **auch nach der Wiederbelebung bleibt es ein Notfall und das Tier muss zu einem Tierarzt**
- das Tier abtrocknen und vorsichtig abrubbeln (das belebt den Kreislauf)
- den Hund warm halten – am besten in eine Rettungsdecke einwickeln

- Achtung: es droht Schock (s. Kapitel VII.9).
- **zum Tierarzt bringen!**

homöopathische Maßnahmen
- **Aconitum napellus C 30:** Atemnot in Folge eines Schockes oder Schreckens, Panik und große Angst
- **Carbo vegetabilis D 12:** kalte Gliedmaßen, kalter Schweiß, bläulich-weiße Schleimhaut

4. Hitzschlag bzw. Sonnenstich und Sonnenbrand

Hitzschlag / Sonnenstich

Hitzschlag kommt bei Hunden recht häufig vor.

Hunde nie im Sommer im Auto lassen!!!

Außen-temperatur	Innentemperatur			
	5 Min	10 Min	30 Min	60 Min
22°C	26°C	29°C	38°C	48°C
26°C	30°C	33°C	42°C	52°C
30°C	34°C	37°C	46°C	56°C
34°C	38°C	41°C	50°C	60°C
38°C	42°C	45°C	54°C	64°C

Temperaturwerte im Inneren eines geschlossenen Autos in der Sonne[4]

Symptome
- Atemstörungen.
- Benommenheit
- die Augen können blutunterlaufen sein
- Extremitäten
- ggf. heißer trockener Körper und kalte heißer Kopf
- hochrote Schleimhäute
- hohe Körpertemperatur
- Krämpfe
- Pulsation in der Halsschlagader

---

[4] Grundel, Notfallbuch für den Hund, S. 40

- Schwäche
- starkes Hecheln
- Taumeln
- Unruhe

Hitzschlag / Sonnenstich – Allgemeine Maßnahmen
- Tier in den Schatten bringen
- **ggf. Tierarzt rufen**
- ausreichend Wasser zur Verfügung stellen
- den Körper vorsichtig und vor allem langsam abkühlen, am besten mit einem Wasserschlauch – **aber Vorsicht vor zu schneller oder gar zu weiter Abkühlung, es darf auch nicht zu einer Untertemperatur kommen!** Das Tier darf keine Unterkühlung bekommen. Es soll wieder auf Normaltemperatur gebracht werden. Immer von unten nach oben und von vorne nach hinten abkühlen. Auf der linken – der Herzseite – beginnen.

Hitzschlag / Sonnenstich – Homöopathische Maßnahmen

- **Aconitum napellus D 12:** große Unruhe und Todesangst, Blässe der Schleimhäute in Maul und Auge, trockene Haut
- **Belladonna D 12:** Hitze des Kopfes, kalte Extremitäten, Pulsation, weite Pupillen, glänzende Augen, stark pulsierende Halsschlagader, trockene Haut
- **Veratrum album D 12:** Kollaps, kalter Körper und kalter Schweiß

Sonnenbrand
Kommt vor allem bei Hunden mit heller Haut vor. Die verbrannte Haut ist rot und krustig und beginnt sich zu „pellen". Es können sich auch nässende Bläschen bilden.

Sonnenbrand – Allgemeine Maßnahmen
- bei Sonnenbrand empfiehlt Chancrin[5] das direkte Auftragen von Essig als alleinigem Mittel
- den Hund in den Schatten bringen
- **bei starkem Sonnenbrand den Hund zu einem Tierarzt bringen!**
- nicht weiter der Sonne aussetzen

Sonnenbrand – Homöopathische Maßnahmen
- **Arnica montana D 12:** ist das erste Mittel bei jeder Art von Verletzungen (auch bei Sonnenbrand), Blutstillung und Wundheilung, Verletzungsschock, Wundschmerz
- **Cantharis D 12:** Leitsymptom sind die brennenden Schmerzen, es bilden sich größere Brandblasen, das Tier ist unruhig
- **Causticum Hahnemanni D 12:** lindert schnell die Schmerzen

---

[5] Chancrin, Homöopathische Erste Hilfe, S. 42

5. Insektenstich außer Biene

Meist ist hierbei die Hinzuziehung eines Tierarztes nicht unbedingt erforderlich. Ein Tierarzt muss aber unbedingt gerufen werden, wenn sich der Insektenstich im Bereich des Mauls, im schlimmsten Fall sogar im Maul, oder im Bereich der Nase oder der Augen befindet. Auch sollte ein Tierarzt gerufen werden, sollte es zu einer allergischen Reaktion des Tieres auf den Insektenstich kommen. Also, wenn der Stich extrem stark anschwillt und / oder das Allgemeinbefinden des Tieres gestört ist.

Insektenstich – Allgemeine Maßnahmen
- kühle Auflage mit einem feuchten Tuch (bewährt hat sich: 5 Globuli **Apis mellifica D 12** aufzulösen und dieses Wasser mit einem Tuch auf die betroffene Stelle zu legen.)

Insektenstich – Homöopathische Maßnahmen
- **Apis mellifica D 12:** ½ Stunde lang alle 5 - 10 Minuten 5 Globuli, ist das Standardmittel bei Insektenstichen, sollte aber nicht bei Bienenstichen angewendet werden (obwohl hier die Lehrbücher durchaus unterschiedlicher Meinung sind), Leitsymptome sind: Schwellung, Rötung, Hitze
- **Apis mellifica D 12 äußerlich:** 5 Globulis in einem Glas Wasser auflösen (mit einem Kunststofflöffel umrühren), Ta-

schentuch eintauchen und auf die be-
troffene Stelle legen
- **Ledum palustre D 12:** kann bei allen
Stichverletzungen (also auch bei allen
Insektenstichen) angewendet werden

6. Insektenstich – Bienenstich

Bienenstich – Allgemeine Maßnahmen
- Stachel entfernen

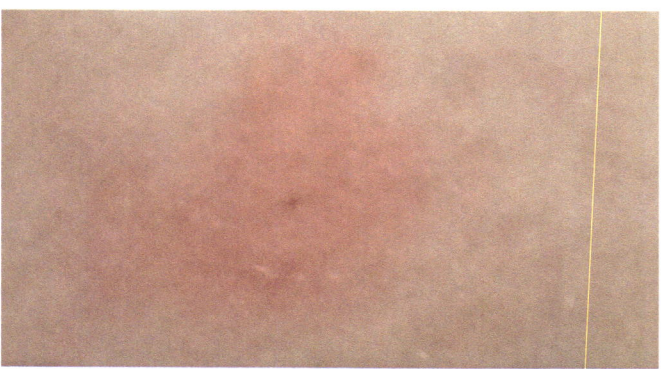

Bienenstich beim Mensch – Einstichstelle und deutliche Rötung, leicht geschwollen

Bienenstich – Homöopathische Maßnahmen
- **Ledum palustre D 12:** bei allen Stichverletzungen
- **Vespa crabro D 12:** hat ähnliche Leitsymptome wie Apis mellifica, ist aber eben das Gift einer Hornisse und nicht das einer Biene

7. Insektenstich – Anaphylaktischer Schock

In Folge eines Insektenstiches kann es sofort zu einer heftigen allergischen Reaktion, dem so genannten „Anaphylaktischen Schock", kommen. Symptome sind:
- erschwerte Atmung
- Unruhe
- bläuliche Hautverfärbung, vor allem der sichtbaren Schleimhäute
- Husten
- ggf. Bewusstlosigkeit
- Schwäche

<u>Anaphylaktischer Schock – Maßnahmen allgemein</u>
- **den Hund zu einem Tierarzt bringen!**
- warm halten
- ruhig halten

<u>Anaphylaktischer Schock – Homöopathische Maßnahmen</u>
- **Arsenicum album D 12:** große Unruhe und Schwäche
- **Aconitum napellus D 12:** als erstes Schockmittel
- **Apis mellifica D 12:** allergischer Schock nach Insektenstichen, Atemnot
- **Veratrum album D 12:** zur Stabilisierung des Kreislaufs
- **Vespa crabro D 12:** bei allergischem Schock nach Insektenstichen

8. Kreislaufversagen

Ein Kreislaufversagen kann in Folge von verschiedenen anderen Faktoren ausgelöst werden. Es ist oft ein Begleitsymptom einer Verletzung oder Erkrankung. **Das Versagen des Kreislaufes ist eine lebensbedrohliche Situation und hier ist sofortige Hilfe notwendig. Das Tier sollte immer zu einem Tierarzt gebracht werden!**

Symptome:
- Kälte des Körpers
- schwacher Puls
- blasse Schleimhäute
- Schwäche

Kreislaufversagen – Allgemeine Maßnahmen
- **das Tier zu einem Tierarzt bringen!**
- Ursache behandeln (z.B. Wundversorgung)
- warm halten
- unter ständiger Beobachtung halten

Kreislaufversagen – Homöopathische Maßnahmen
- **Veratrum album D 12:** ist das erste Mittel zur Stabilisierung des Kreislaufs, Leitsymptome sind: kalter Schweiß, große Schwäche
- **Carbo vegetabilis D 12:** Atemnot

9. Schock

Schock – Symptome
- Angst
- blasse bis weiße Schleimhäute
- Blutdruckabfall
- erhöhte Herzfrequenz
- erweiterte oder verengte Pupillen
- flache Atmung
- Frieren
- kalte Haut (vor allem die Körperenden)
- kalter Schweiß
- Nervosität
- schneller, schwacher Puls
- Teilnahmslosigkeit (Apathie)
- Unruhe (vor allem bei einem allergischen Schock)
- Untertemperatur
- Zittern

- schwere Schockzustände können zum Koma führen

Schock – Maßnahmen allgemein
- **Tierarzt anrufen – mit dem Tier zu einem Tierarzt oder in eine Tierklinik fahren!**
- den Hund unbedingt beaufsichtigen
- für frische Luft sorgen – also in Gebäuden Fenster öffnen
- nach Möglichkeit in gewohnter Umgebung belassen (sofern der Unfall zu Hause passiert ist) – keinem Stress aussetzen

- Schocklagerung: durch die Schocklagerung soll die Durchblutung der lebenswichtigen inneren Organe sichergestellt werden. Den Hund – sofern es von seinen Verletzungen her möglich ist – auf die rechte Körperseite legen. Die Hinterbeine und den hinteren Körperbereich höher lagern und unterstützen.
- Stress vermeiden
- Ursache beseitigen / behandeln
- warm halten (Decke auflegen); am Besten in Rettungsdecke einwickeln

Schock – homöopathische Maßnahmen
- **Aconitum napellus C 30:** erstes Schockmittel überhaupt, Schock durch Schreck, kann sämtliche Schockfolgen verhindern und das Tier schnell aus dem Schockzustand herausholen; verhindert Kreislaufversagen; löst Angstzustände auf
- **Arnica montana C 30:** zweites Schockmittel und wichtigstes Schockmittel bei Verletzungen, sollte zusammen mit Aconitum gegeben werden
- **Opium C 30:** drittes Schockmittel, sollte zusammen mit Aconitum und Arnica gegeben werden; löst Apathien auf
- **Carbo vegetabilis D 12:** ist angezeigt bei Kollapszuständen, die drohen ins Koma zu fallen; stabilisiert den Kreislauf

- **Veratrum album D 12:** bei Kreislaufkollaps in Folge eines Schocks, Leitsymptom ist hier kalter Schweiß; stabilisiert den Kreislauf

10. Verbrennungen und Stromschlag

Verbrennungen gibt es in drei verschiedenen Schweregraden. Je nach betroffenem Hautbezirk und Tiefe des zerstörten Gewebes entstehen unterschiedlich schwere Hautschädigungen. Alle Verbrennungen sind äußerst schmerzhaft. Auf Verbrennungen können verschiedene Begleiterscheinungen folgen (Schock, Krämpfe, Bewusstseinsstörungen, Durchfall, Kollaps etc.). Es gilt in jedem Fall, sowohl die Schmerzen zu lindern, als auch die betroffene Haut schnell und ohne große Narbenbildung zu heilen.

Verbrennungen – allgemeine Maßnahmen
- bewährt hat sich nach Ravi Roy[6] die Behandlung mit Essig. Demnach gibt man entweder Essig (unverdünnter Essig, keine Essigessenz) direkt oder in Essig getränkte Tücher auf die verbrannte Stelle. Die Behandlung ist zu wiederholen, sobald die Schmerzen zurückkehren. Eine frühzeitige Behandlung mit Essig kann eine spätere Narbenbildung verhindern.[7]
- Brandwundenauflage
- Dr. Walter Glück empfiehlt die Essigbehandlung mit warmen Tüchern[8]

---

[6] Ravi Roy, Homöopathischer Ratgeber bei Notfällen, S. 33
[7] Chancrin, Homöopathische Erste Hilfe, S. 40
[8] Dr. med. Walter Glück, Homöopathische Notfallapotheke, S. 240

- mit kaltem Wasser spülen – aber <u>Achtung:</u> der Schmerz kehrt zurück, sobald die betäubende Wirkung des kalten Wassers nachlässt!
- **nie** ganz in Wasser eintauchen!
- keine Watte verwenden
- keine Salbe auftragen

- **je nach Schwere und Lage der Verbrennung unbedingt den Hund zu einem Tierarzt bringen.**

Stromschlag:
- Strom ausschalten, Sicherung ausschalten!
- das Tier aus dem Gefahrenbereich bringen

<u>Verbrennungen – Homöopathische Maßnahmen</u>
- **Arnica montana D 12:** erstes allgemeines Verletzungsmittel
- **Arsenicum album D 12:** Verbrennungen ersten bis dritten Grades
- **Cantharis D 12:** Leitsymptom sind die brennenden Schmerzen, es bilden sich größere Brandblasen, das Tier ist unruhig
- **Causticum Hahnemanni D 12:** lindert schnell die Schmerzen und kann die Folgeerscheinung „Durchfall" verhindern
- **Phosphorus D 12:** bei Stromunfällen

11. Vergiftungen

Ganz wichtig ist die Frage **"was und wie viel hat der Hund aufgenommen?"**! Vergiftungen gehen oft mit schweren Begleitsymptomen wie Schock, Kreislaufversagen, Kolik, Krämpfe, schwankender Gang etc. einher. Leider legen immer mehr Hundehasser Giftköder aus. Am besten ist es hier natürlich so vorzubeugen, dass der Hund erst gar keinen Giftköder frisst. Dies sollte bereits vom Welpenalter an trainiert werden, damit der Hund nur aus einem Futternapf oder aus der Hand des Besitzers überhaupt Futter aufnimmt. "Anti-Giftköder-Training". Wer allerdings wie ich einen Labradoodle mit 150% Labradorfressgenanteil hat, für den ist dies utopisch. Der Hund sollte immer beaufsichtigt und in fremden Gegenden, insbesondere in Städten, immer an der Leine geführt werden.

Es gibt viele Möglichkeiten, womit sich ein Hund vergiften kann:

- Dünger (z.B. Blaukorn)
- Giftköder
- Medikamente
- Rattengift
- Spülmittel / Putzmittel
- vergiftete Mäuse / Ratten
- Zimmerpflanzen

Symptome
- Atemnot
- Bewusstseinsänderungen
- Erbrechen
- Durchfall
- Husten
- Taumeln

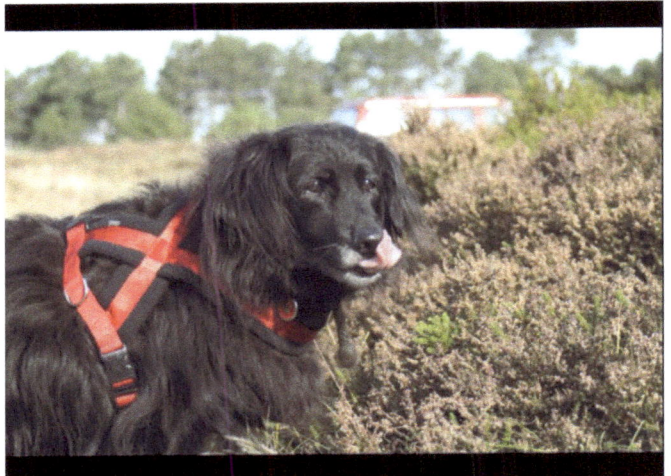

Hmmm – das war lecker! Giftköder sind oft in für Hunde leckeren Sachen versteckt.
Kira – Flat Coated Retriever – Mix

Vergiftungen – Allgemeine Maßnahmen
Tierarzt anrufen, das Tier schnellstmöglich zu einem Tierarzt bringen. Das Futter / Gift einpacken und mitnehmen! Je schneller das Tier bei einem Tierarzt ist, desto höher sind die Überlebenschancen.

- Begleitsymptome behandeln – vor allem Kreislauf stabilisieren
- ermitteln, was das Tier aufgenommen hat
- das Tier sofort von der Giftquelle entfernen, nach Möglichkeit durch das Kommando „Aus" das Tier zum Ausspucken von noch im Maul befindlichem Gift bringen
- Kohletabletten geben – Kohle bindet Giftstoffe – Kohletabletten in Wasser auflösen und dem Hund einflößen
- kommt es zum Erbrechen, muss darauf geachtet werden, dass die Atemwege frei bleiben. Hund erbrechen lassen.
- Vitamin-K-Präparat eingeben. Vitamin-K ist das Antidot zu Rattengift.
- warm halten

Vergiftungen – Homöopathische Maßnahmen
- **Arsenicum album D 12:** ist das Hauptmittel bei allen Futtermittelvergiftungen (speziell bei Lebensmittelvergiftungen durch Fisch), große Unruhe und großer Durst
- **Aconitum napellus D 12:** wenn ein Schockzustand vorliegt
- **Nux vomica D 12:** als allgemeines Entgiftungsmittel
- **Veratrum album D 12:** bei drohendem Kreislaufversagen, Kollapszustand

12. Verletzungen

Stumpfe Verletzungen

Stumpfe Verletzungen sind beim Tier meist nur sehr schwer zu erkennen. Sie äußern sich meist durch Schmerzsymptome wie Lahmheiten oder Ausweichverhalten. Stumpfe Verletzungen (Blutergüsse) sind meist äußerst schmerzhaft.

Stumpfe Verletzungen – allgemeine Maßnahmen
- kühlen mit kaltem Wasser oder einer Kältekompresse (hier die Kompresse nicht direkt auflegen; um mögliche Erfrierungen zu vermeiden, sollte immer ein Handtuch zwischen Haut und Kompresse gelegt werden).

Stumpfe Verletzungen – Homöopathische Maßnahmen
- **Arnica montana D 12:** als erstes Verletzungsmittel, baut schnell den Bluterguss ab und lindert die Schmerzen
- **Bellis perennis D 12:** ist angezeigt, wenn Arnica keine Wirkung zeigt
- **Traumeel®** – kann sowohl als Salbe auf die betroffene Stelle aufgetragen, wie auch innerlich verabreicht werden

Hinweis: Traumeel® ist ein registriertes homöopathisches Arzneimittel der Firma Heel® (Biologische Heilmittel Heel GmbH, Dr.-Reckeweg-Straße 2-4, 76532 Baden-Baden, www.heel.de).

Traumeel® gibt es als Tabletten, Salbe, Ampullen und Tropfen. Es handelt sich um ein Komplexmittel, d.h. es beinhaltet mehrere homöopathische Einzelmittel.

Scharfe bzw. offene Verletzungen – Wunden
Offene Wunden entstehen durch äußere Einwirkungen. Jedoch können Unterschiede in der Art der Verletzung liegen; so gibt es Schnittwunden, Riss- oder Stichwunden. Auch die Blutungsintensität ist je nach Verletzungsart unterschiedlich. Besonders kritisch sind großflächige und tiefe Verletzungen. Diese müssen zumeist vom Tierarzt genäht werden.

Arterielle Blutungen:
Ein **sofortiges Handeln** erfordern auch arterielle Verletzungen. Bei diesen Verletzungen kommt es zu einer stoßweisen Blutung. Es kann hier sehr schnell zu einem hohen Blutverlust mit den entsprechenden schwerwiegenden Folgen kommen. Auch kann eine Körperregion evtl. nicht mehr ausreichend mit Blut versorgt werden und in Folge dessen absterben. In diesen Fällen muss unbedingt ein Tierarzt angerufen werden. Drauf hinweisen: „**Dies ist ein Notfall!**" **Das Tier so schnell wie möglich zu einem Tierarzt bringen.**

Symptome:
- das Blut spritz stoßweise (mit dem Pulsschlag) aus der Wunde
- starke hellrote Blutungen

Im Gegensatz dazu sind venöse Blutungen durch dickes, langsam fließendes Blut zu erkennen.

Wunden - Maßnahmen allgemein
- bei arteriellen Blutungen muss die Blutung so schnell wie möglich gestoppt werden. Dafür sollte ein Druckverband angelegt werden, oder bei sehr großen Gefäßen und hohem schnellem Blutverlust sollte abgebunden werden; in jedem Fall muss bei einer arteriellen Verletzung ein Tierarzt gerufen werden.
- Wundversorgung

- **je nach Schwere, Art und Lage der Verletzung sollte ein Tierarzt angerufen werden.**

Wunden - Homöopathische Maßnahmen
- **Arnica montana D 12:** ist das erste Mittel bei jeder Art von Verletzung, Blutstillung und Wundheilung, Verletzungsschock, Wundschmerz
- **Calendula D 12:** Schürf- und Risswunden
- **China officinalis D 12:** wenn es bereits zu einem hohen Blutverlust gekommen

ist; Leitsymptom ist Säfteverlust und Entkräftung
- **Lachesis D 12:** kleine stark blutende Wunden, das Blut gerinnt nicht
- **Ledum palustre D 12:** wenn es sich um eine Stichverletzung handelt
- **Staphisagria C 30:** bei arteriellen Blutungen; kann arterielle Blutungen stoppen – Achtung arterielle Blutungen müssen auf jeden Fall gestoppt werden
- **Staphisagria D 12:** bei Schnittverletzungen
- **Traumeel®** – innerlich als Tabletten

Wunden – Hinweise
Durch offene Wunden können eine Vielzahl von Krankheitserregern in den Körper gelangen. Sollte sich der Allgemeinzustand des Tieres in den nächsten Tagen verschlechtern und / oder sollte Fieber hinzukommen, muss das Tier unbedingt einem Tierarzt vorgestellt werden. Das Tier benötigt dann vermutlich ein Antibiotikum.

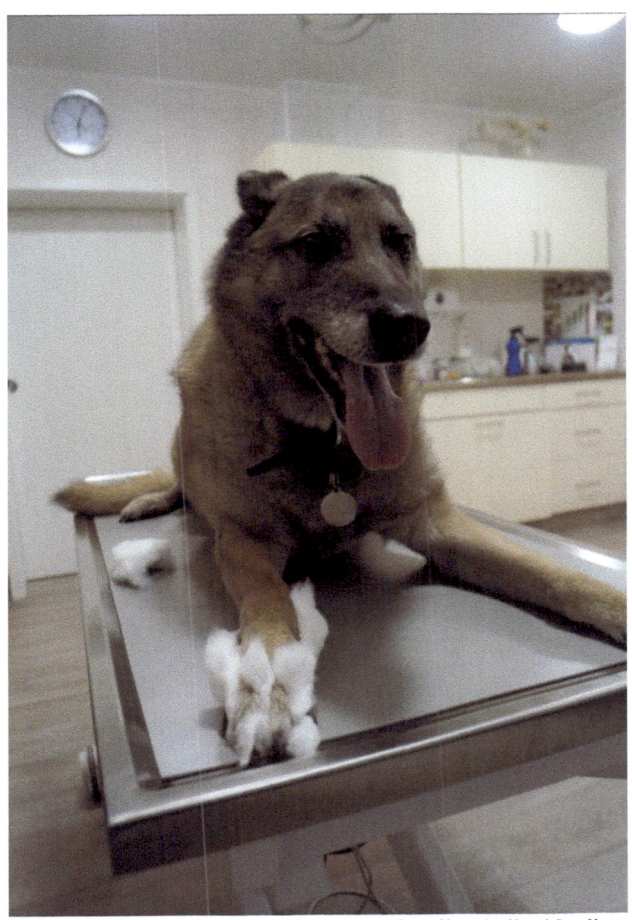

Beim Pfotenverband müssen unbedingt die Krallen abgepolstert werden. Deshalb zwischen alle Krallen Watte legen – auch die fünfte Kralle an den Vorderläufen nicht vergessen!
(Malli – Malinoi-Mix)

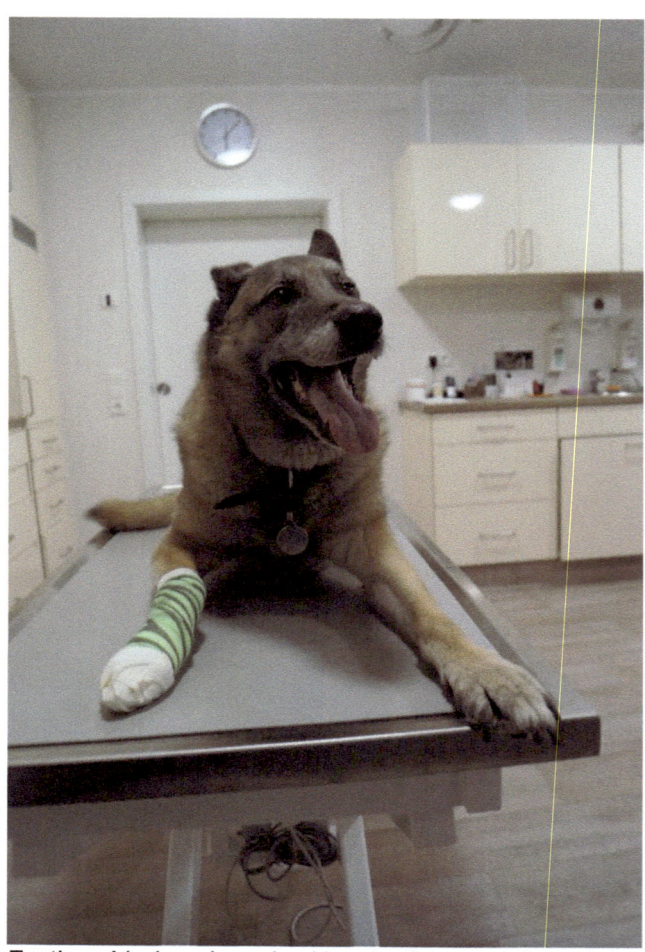

Fertiger Verband an der Hundepfote und dem Bein.
Immer bis über das nächste Gelenk wickeln.
(Malli – Malinoi-Mix)

13. Verletzungen der Augen

Augenverletzungen – Allgemeine Maßnahmen
- Händewaschen oder Einweghandschuhe anziehen
- <u>auf keinen Fall</u> Selbstbehandlung mit Kamillenspülungen oder Kamillenextrakten!
- <u>auf keinen Fall</u> direkt am Auge Traumeel® einsetzen!
- Verletzungen des Augenlides:
  - Ausspülen mit kaltem, klarem Wasser
  - das Auge mit einem sterilen Gazetupfer abdecken
  - durch regelmäßiges Spülen – bis zum Erreichen des Tierarztes – das Auge am Austrocknen hintern
- Hornhautverletzungen:
  - Ausspülen mit kaltem, klarem Wasser
  - ggf. Fremdkörper herausziehen (bei losem Fremdkörper, ansonsten nicht herausziehen!)
  - das Tier am Kratzen am Auge hindern
  - **sofort einen Tierarzt aufsuchen!**

- **bei Augenverletzungen sollte unbedingt immer ein Tierarzt zu Rate gezogen werden!**

Augenverletzungen – Homöopathische Maßnahmen

- **Arnica montana D 12:** Hauptmittel bei Verletzungen jeglicher Art
- **Euphrasia officinale D 12:** zunächst alle 10 Minuten über einen Zeitraum von 30 Minuten, dann 3 Tage lang morgens und abends 5 Globuli
- **Euphrasia officinale D3 Augentropfen:** 3 Tage lang morgens und abends 3 Tropfen ins betroffene Auge
- **Ledum palustre D 12:** Augenverletzungen mit starkem Bluterguss, Stichverletzungen der Augen

14. Verletzungen der Ohren

Ohrenverletzungen – Allgemeine Maßnahmen
- es kommt in der Regel zu einer recht starken Blutung. Druckverbände lassen sich an den Ohren aber nicht anbringen. Deshalb sollte auf die Blutung eine sterile Wundauflage mit der Hand aufgepresst werden
- mit kalten Kompressen von beiden Ohrseiten kühlen
- normale Wundbehandlung, sobald die Wunde aufgehört hat, stark zu bluten
- Ohrverband anlegen – dieser wird um den ganzen Kopf angelegt
- den Hund am Kratzen am Ohr hindern

- **einen Tierarzt aufsuchen zur Abklärung und weiteren Behandlung**

Ohrenverletzungen – Homöopathische Maßnahmen
- **Arnica montana D 12:** Hauptmittel bei Verletzungen jeglicher Art
- **Hamamelis D 12:** Blutohr, Blutergüsse, hellrote Blutungen
- **Ledum palustre D 12:** wenn es sich um eine Stich- oder Bissverletzung handelt
- **Staphisagria D 12:** bei Schnittverletzungen

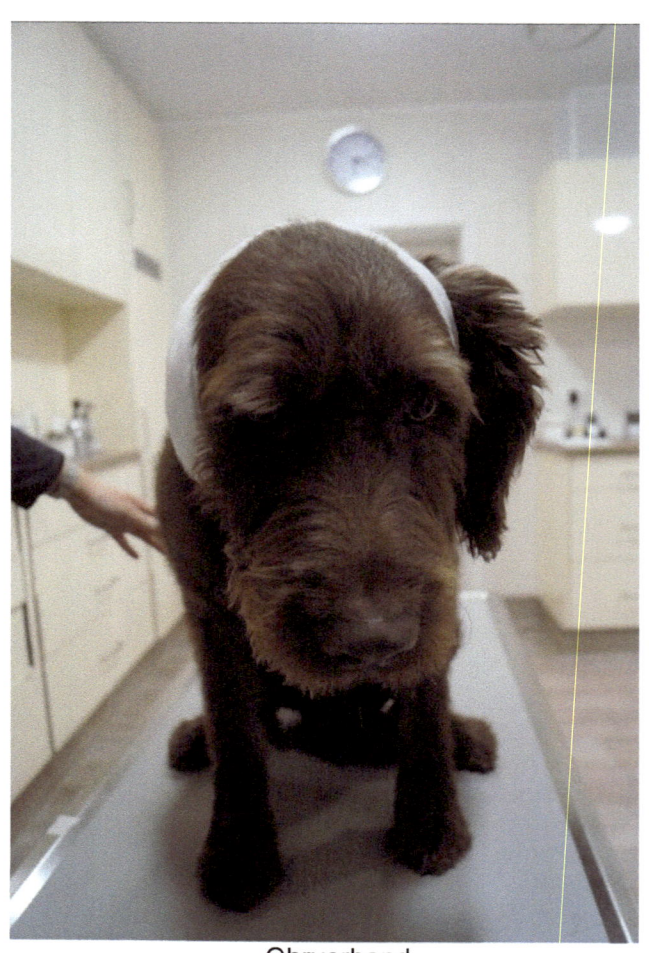

Ohrverband
Basis aus Watte und Verbandspäckchen
(Lotta – Labradoodle)

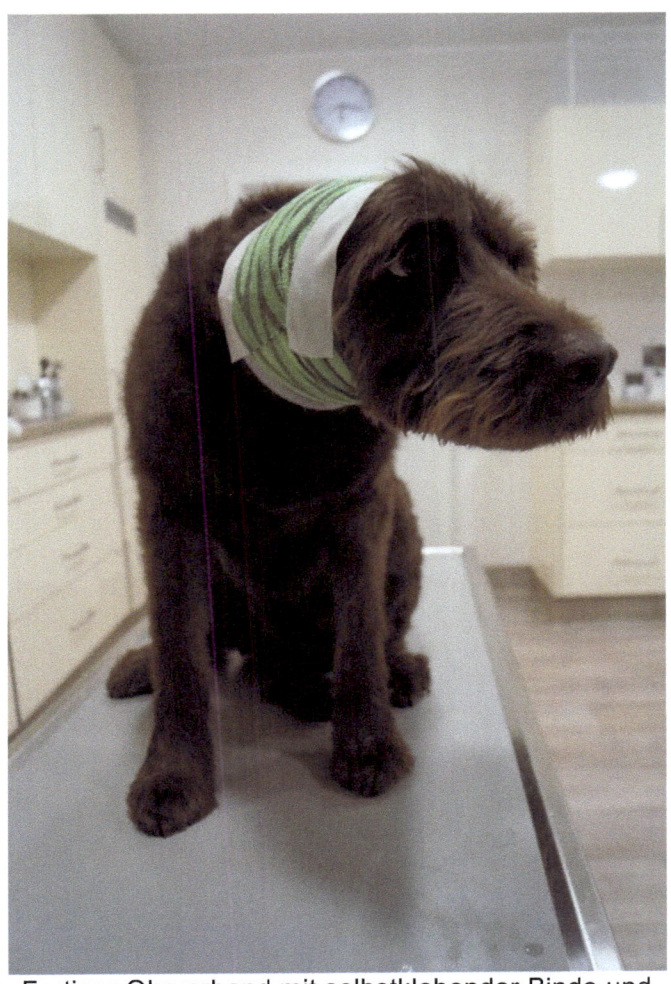

Fertiger Ohrverband mit selbstklebender Binde und Klebestreifen fixiert.
(Lotta – Labradoodle)

VIII. Notfälle durch Erkrankungen

1. Magendrehung

Magendrehung – Symptome
- bretthartе, gespannte Bauchdecke
- das Tier ist unruhig und nimmt weder Futter noch Wasser auf
- fortschreitende Ausdehnung des Bauchraumes, hinter dem Rippenbogen beginnend
- fortschreitende Verschlechterung der Atmung
- <u>plötzlich auftretendes Würgen und Erbrechen, ohne dass Erbrochen werden kann.</u> Es wird nur Speichel ausgespuckt. Erfolgloses Erbrechen bei dem nur Speichel kommt ist das Warnsignal, bei dem beim Hundehalter alle Alarmsirenen losgehen sollten!
- schnell schlechter werdender Allgemeinzustand
- Schocksymptome (s. Kapitel VII.9)

Magendrehung – Maßnahmen allgemein
- **sofort zu einem Tierarzt, der das Tier notoperieren muss!!! Jede Minute zählt!!!**
- das Tier so liegen lassen, wie es sich selber hinlegt
- allgemeine Schockmaßnahmen (s. unter Schock)
- nicht unter den Bauch fassen

Magendrehung – homöopathische Maßnahmen
Eine Magendrehung **muss operiert** werden und die Behandlung gehört in die Hand eines Tierarztes. Die Homöopathie kann hier nur das Tier so lange unterstützen, bis es operiert werden kann, was so schnell wie möglich erfolgen muss.
- **Carbo vegetabilis D 12**: ist angezeigt bei Kollapszuständen, die drohen ins Koma zu fallen; stabilisiert den Kreislauf
- **Lachesis D 12**: ist angezeigt bei akuten und chronischen Magendarmsymptomen insbesondere bei Magendrehung bei Hunden. Für hochakute Zustände geeignet
- **Veratrum album D 12**: bei Kreislaufkollaps in Folge eines Schocks, Leitsymptom ist hier kalter Schweiß; stabilisiert den Kreislauf

2. Fieber

Fieber an sich ist keine eigentliche Erkrankung, sondern eine Reaktion des Körpers auf eine Erkrankung oder Verletzung. Der Körper wehrt sich gegen eingedrungene Krankheitserreger. Fieber ist aus diesem Grund grundsätzlich eher eine positive Sache, die zunächst keiner Behandlung bedarf. Es muss aber immer nach der Ursache des Fiebers geschaut werden. Hier kann und sollte unterstützend eingegriffen werden. Hohes Fieber oder auch lang anhaltendes Fieber kann aber für den Organismus lebensbedrohlich werden und sollte deshalb behandelt werden. Hier eignet sich die Homöopathie besonders, da sie das Fieber nicht unterdrückt, sondern dem Körper hilft, mittels der körpereigenen Abwehr, sich selber zu heilen.

Fieber – Symptome
- deutlich warme bis heiße Ohren
- Abgeschlafftheit
- glasiger Blick
- Temperatur über 38,5 °C

Fieber – Maßnahmen allgemein
- Fieber ist eine Reaktion des Körpers auf eine innere Erkrankung
- die Ursache des Fiebers muss geklärt werden
- **sollte das Fieber anhalten oder sogar steigen, so ist auf jeden Fall ein Tierarzt zu rufen**

- warm halten
- ausreichend Flüssigkeit zur Verfügung stellen
- Kreislauf beobachten
- bei hohem Fieber kann es zu lebensbedrohlichen Situationen kommen und es sollte in jedem Fall ein Tierarzt gerufen werden!

Fieber – homöopathische Maßnahmen
- **Aconitum napellus D 12:** – gilt als das erste Mittel bei Fieber, vor allem bei Fieber, welches plötzlich auftritt; alle 10 Minuten 5 Globuli, über ca. 45 Minuten oder bis die Temperatur deutlich sinkt und sich das Allgemeinbefinden bessert; sollte nach 45 Minuten keine Besserung eintreten, so kann es mit folgenden Mitteln versucht werden:
- **Belladonna D 12:** im Abstand von 10 Minuten 2 Gaben mit jeweils 5 Globuli
- **Ferrum phosphoricum D 12:** kommt bei leichterem Fieber zum Einsatz

IX Weitere nützliche Mittel bei kleineren Erkrankungen

1. Heimweh

Durch Umzug, Verlust der Bezugsperson oder eines Kumpels kann es sowohl zu psychischen Symptomen, wie auch zu körperlichen kommen. Der Hund ist apathisch, traurig, will nicht richtig fressen.
- **Ignatia C 30:** sollte nach Möglichkeit bereits kurz vor Eintreten einer solchen Situation gegeben werden. Dies erleichtert dem Tier die Umstellung und kann Heimweh-Symptome vermeiden. Ignatia hilft dem Tier, sich mit der neuen Situation besser zu Recht zu finden. Es sollte nach dem Ereignis ruhig noch ein paar Tage lang weiter gegeben werden. Jeweils 1 x täglich 5 Globuli. Maximal über einen Zeitraum von einer Woche.

2. Abszesse

Die Behandlung von Abszessen gehört grundsätzlich in die Hand eines Tierarztes oder eines Tierheilpraktikers. Je nach Lage des Abszesses kann trotzdem zunächst eine Behandlung mit Traumeel® (innerlich und äußerlich) versucht werden. Sollte nach zwei Tagen jedoch keine Besserung eingetreten sein oder sollte der Abszess sich vergrößern, ist ein Fachmann zu Rate zu ziehen.

2 – 3-mal täglich 1 Tablette Traumeel® geben und den Abszess und die umgebende Haut mind. 2-mal täglich mit Traumeelsalbe® einschmieren.

3. Bindehautentzündung

Tränende Augen können bei Hunden ganzjährig auftreten. Auslöser kann u.a. trockene Heizungsluft oder Zugluft sein.

Hier kommt **Euphrasia officinale D 3** als Augentropfen zum Einsatz (2 – 3 x täglich 3 Tropfen in das betroffene Auge geben). Sollte jedoch nach ca. 3 Tagen keine Besserung eintreten oder sich die Symptome gar gravierend verschlechtern, ist auf jeden Fall ein Tierarzt oder – heilpraktiker zu rufen.

X Kurzbeschreibung der einzelnen homöopathischen Notfallmittel – die homöopathische Notfalltaschenapotheke

Mittel	Potenz	Wirkung - Einsatzgebiet
Aconitum napellus Blauer Eisenhut	D 12 / C 30	Notfall, Schock, Fieber, Hitzschlag, Angst (Todesangst), Unruhe, akut, plötzlich, heftige Symptome, heiße und trockene Haut
Agaricus muscarius Fliegenpilz	D 12	Erfrierungen, Frostbeulen
Apis mellifica Honigbiene	D 12	Insektenstich außer Biene, ödematöse Schwellungen mit Hitze und Rötung, allergischer Schock, ruhelos
Arnica montana Berg - Wohlverleih	D12 / C 30	Allgemeines Verletzungsmittel, Prellungen, Blutungen, Blutergüsse, Quetschungen, Traumen, Schock nach körperlichen Verletzungen, Verletzungen der Weichteile,
Arsenicum album weißer Arsenik	D 12	Vergiftungen vor allem Lebensmittelvergiftungen, große Unruhe, großer Durst, Schwäche

Mittel	Potenz	Wirkung - Einsatzgebiet
Belladonna Tollkirsche	D 12	Fieber, Hufrehe, Entzündungen, die heiß, rot und heftig sind, Pulsation, akut, plötzlich
Bellis perennis Gänseblümchen	D 12	Prellungen, Quetschungen, stumpfe Verletzungen, wenn Arnica keine Wirkung zeigt
Calendula Ringelblume	D 12	Schürf- und Risswunden
Camphora Kampfer	D 12	Frieren, blasse Schleimhäute, Erfrierungen, Kreislaufprobleme
Cantharis vesicatoria Spanische Fliege	D 12	Verbrennungen, brennende Schmerzen
Carbo vegetabilis Holzkohle	D 12	Kollapszustand, kalter Körper mit reichlich Schweiß
Causticum Hahnemanni Ätzkalk	D 12	Verbrennungen, verhindert Narbenbildung, lindert Verbrennungsschmerzen
China officinalis Chinarindenbaum	D 12	Säfteverlust, generell, starker Blutverlust, Durchfall
Colocynthis Koloquinte	D 12	Kolikartige Schmerzen, Krämpfe, Zusammenkrümmen, wichtigstes Mittel bei krampfhaften Bauchschmerzen

Mittel	Potenz	Wirkung - Einsatzgebiet
Euphrasia officinale Augentrost	D 3	Augenverletzungen
Ferrum phosphoricum Eisenphosphat	D 12	Fieber
Hamamelis Zaubernuss	D 12	Blutohr, Blutergüsse, hellrote Blutungen
Ignatia Ignatusbohne	C 30	Heimwehmittel
Lachesis Gift der Buschmeisterschlange	D 12	Akute und chronische Magensymptome, insbesondere Magendrehung, für hochakute Zustände geeignet
Ledum palustre Sumpfporst	D 12	Stichverletzungen, Insektenstiche, Bienenstich, gegen Schock und Blutungen durch Stichverletzungen
Nux vomica gewöhnliche Brechnuss	D 12	Zur Entgiftung
Opium Schlafmohn	C 30	Schock, Apathie, Schmerzlosigkeit, Atemstillstand

Mittel	Potenz	Wirkung - Einsatzgebiet
Phosphorus Phosphor	D 12	Stromunfälle, Neigung zu Ohnmacht, plötzlicher Schwächeanfall
Pulsatilla pratensis Küchenschelle	D 12	Liebesbedürftig, frieren
Staphisagria Stephanskraut	D 12 / C 30	Stoppt Arterielle Blutungen, Schnittverletzungen
Veratrum album Nieswurz	D 12	Kreislaufmittel, Kreislaufschwäche, Kollapszustände, kalter Schweiß, Entkräftung
Vespa crabro Hornisse	D 12	Insektenstiche (außer Hornisse), Bienenstiche, allergischer Schock
Rescue Remedy® Bach-Notfalltropfen	Tropfen, Tabletten und Salbe	Schreck, Schock, Verletzungen, Verbrennungen
Traumeel®	Tabletten und Salbe	Verletzungen, Abszesse

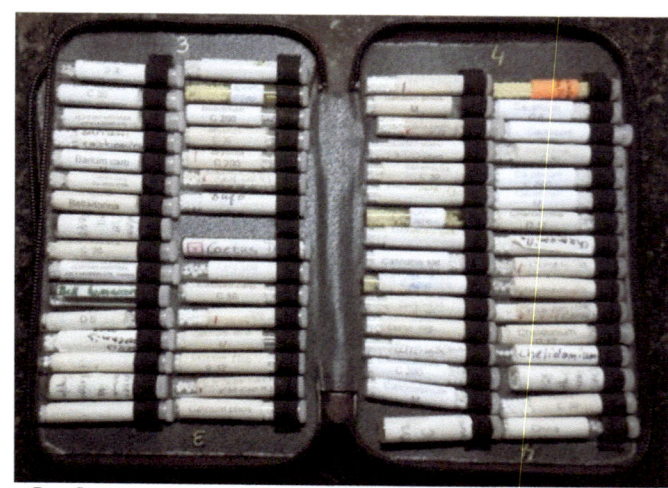

Große homöopathische Taschenapotheke, wie sie von Therapeuten verwendet wird

XI Bezugsadressen von homöopathischen Notfallapotheken, homöopathischen Mitteln in 1,5 g Globuli-Röhrchen und Etuis zur Aufbewahrung

Grundsätzlich können homöopathische Präparate über alle Apotheken bezogen werden. Einer der Hauptpersteller homöopathischer Präparate in Deutschland ist die DHU® (Deutsche Homöopathische Union).

Beispiele für Bezugsadressen von homöopathischen Präparaten, Taschenapotheken und diversem Zubehör:

- Agentur Gegko
  R. Yap
  Adlerweg 5
  86368 Gersthofen
  gegko@yap.de
  www.taschenapotheken.de

- Altstadt-Apotheke Amberg
  Am Paradeplatz
  Herrnstraße 17
  92224 Amberg
  Tel. 09621 47280
  Fax. 09621 472829
  AltstadtApotheke@t-online.de
  www.altstadtapotheke-amberg.de

- GLÜCKAUF APOTHEKE
  Vennstr. 51
  41836 Hückelhoven-Ratheim
  Tel.: 02433 - 55 66
  info@homoeopathiebedarf.de
  www.kunst-werk-studios.de/apotheke/index.html

- Homöopathiebedarf
  W. Wissing
  Vennstr. 51
  41836 Hückelhoven
  Tel.: 02433 5059
  Fax: 02433 6841
  info@homoeopathiebedarf.de
  www.homoeopathiebedarf.de

- Homöopathie-Taschen-Vertrieb
  Gisela Holle
  Dr.-Carl-von-Linde-Str. 21
  81369 München
  Fax: 089 7911771

Eine kleine Auswahl weiterer Bezugsadressen von Mappen und Mäppchen für 1,5 g Röhrchen. Für die in diesem Buch angegebenen Notfallmittel wird eine Mappe für 28 / 30 Röhrchen benötigt.

- http://www.apodil.de
- http://www.homoeo-bedarf.de
- http://www.homoeopathie-globuli-shop.de
- https://www.sanavit.de

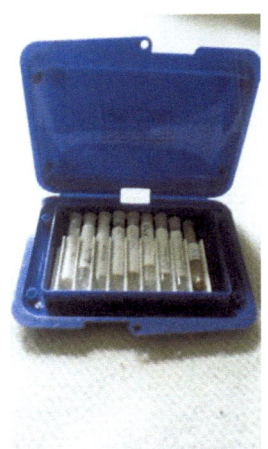

Kleine Homöopathische Taschenapotheke im Hartschalenetui

Im Internet gibt es eine Vielzahl von Anbietern von fertigen Erste-Hilfe-Sets für Hunde. Hier eine kleine Auswahl:

- http://www.straub-hundesport.de
- https://www.giftkoeder-radar.com
- http://www.nutricanis.de
- http://www.dogscastle.de
- http://www.medi-inn.de

XII Literaturverzeichnis

- Marc Bär, Dounya Reiwald: Verletze Tiere homöopathisch behandeln, Druckerei Ebikon AG 2007

- Boericke: Homöopathische Mittel und ihre Wirkungen, Materia Medica und Repertorium, Verlag Grundlagen und Praxis, Leer 1995

- E. Chancrin, B. Hendrich, M. Schröder, R. Schünhoff: Homöopathische Erste Hilfe, Ein praktischer Ratgeber, Angewandte Homöopathie GdbR, München 1987

- Astrid Förg-Gnadi: Naturheilpraktischer Notfallkoffer für Hunde, Kynos Verlag 2008

- Dr. med. Walter Glück: Homöopathische Notfall-Apotheke, Selbsthilfe in Akutfällen, Goldmann 2006

- Heinz Grundel / Dr. Pasquale Piturru: Notfallbuch für den Hund, Kleiner Leitfaden zur Ersten Hilfe, Kynos Verlag 2015

- Homöopathische Notfallkarte Hunde & Katzen, Hawelka Verlag 2005

- George Macloed: Homöopathischer Ratgeber Hunde, BLV 1992

- Daniela Neika, Manuela Eckenbach-Arndt: Erste Hilfe am Hund, Cadmos, Lüneburg 2001

- Phatak: Homöopathische Arzneimittellehre, Urban und Fischer, München 2004

- Ravi Roy & Carola Lage-Roy: Homöopathischer Ratgeber bei Notfällen, Lage & Roy 1997

- Sven Sommer: Homöopathie, Gräfe und Unzer, München 2001

- Tierarzt Frank Lausberg: Erste Hilfe für Hunde für unterwegs, Kosmospocket, Stuttgart 2003

- A.H. Westerhuis: Homöopathie für Hunde, Knaur 1991

- http://www.erste-hilfe-beim-hund.de/

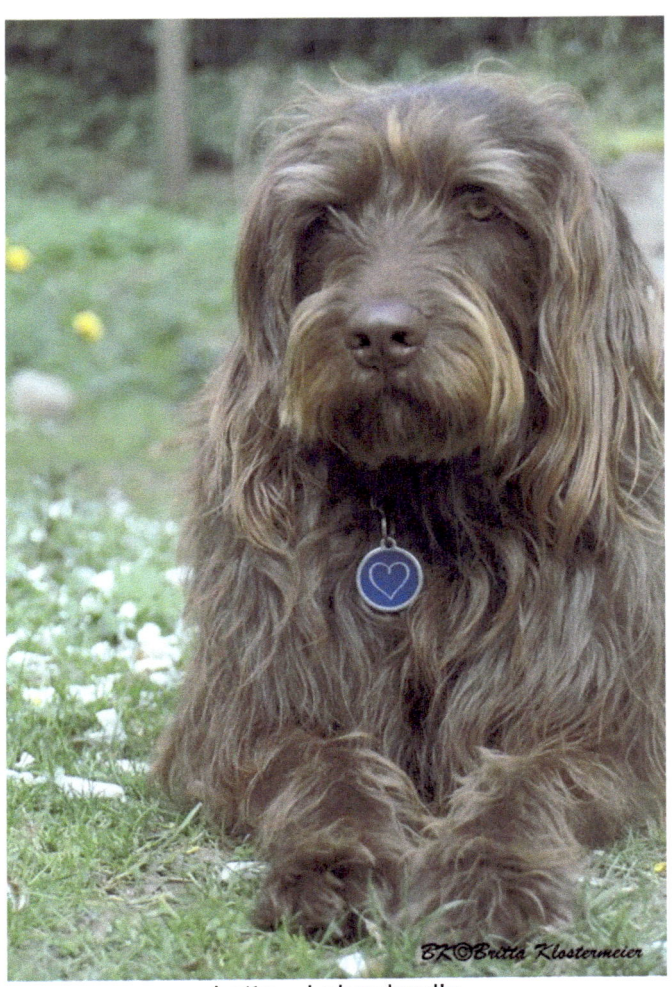
Lotta – Labradoodle

Danksagung

Dieses Buch ist meinen drei eigenen Hunden (Blacky – Cocker Spaniel - Rüde - 1983 – 1993; Kira – Flat Coated Retriever – Mix – Hündin – 1994 – 2011; Lotta – Labradoodle – Mix - Hündin – geb. 2011) und dem Hund meines Lebensgefährten (Malli – Malinoi – Mix – Rüde – geb. ca. 2004) gewidmet.

Ein besonderer Dank gilt meinen beiden Tierheilpraktiker-Freundinnen Petra und Silvia und meiner Haustierärztin Meike für´s Korrekturlesen, Verbände für die Fotos anlegen und für jegliche Hilfe und Unterstützung.

Sehr dankbar bin ich meinen Eltern, die mir im Alter von zwölf Jahren den Wunsch nach einem eigenen Hund erfüllt haben.

Meinem Lebensgefährten bin ich dankbar – ach - einfach für Alles!

Haftungsausschluss

Die Ratschläge in diesem Buch sind von der Autorin sorgfältig erwogen und geprüft. Es kann dennoch keine Garantie übernommen werden. Eine Haftung der Autorin bzw. des Verlages und seiner Beauftragten für Personen-, Sach- und Vermögensschäden ist ausgeschlossen.

Normwerte des eigenen Tieres / wichtige Telefonnummern

Name	
Puls	
Temperatur	
Atmung	
Wichtige Telefonnummern:	
Tierarzt	
Tierklinik	